INSTITUT OPHTALMIQUE PRINCESSE ALICE

MONACO

DE LA

SYPHILIS OCULAIRE

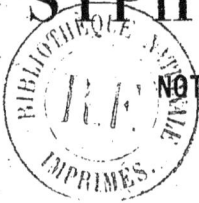

NOTE STATISTIQUE ET CLINIQUE

PAR

le Docteur J. LAVAGNA

Directeur-Médecin de l'Institut

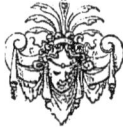

NICE

IMPRIMERIE VICTOR-EUGÈNE GAUTHIER ET Cⁿ

27, Avenue de la Gare, 27

1901

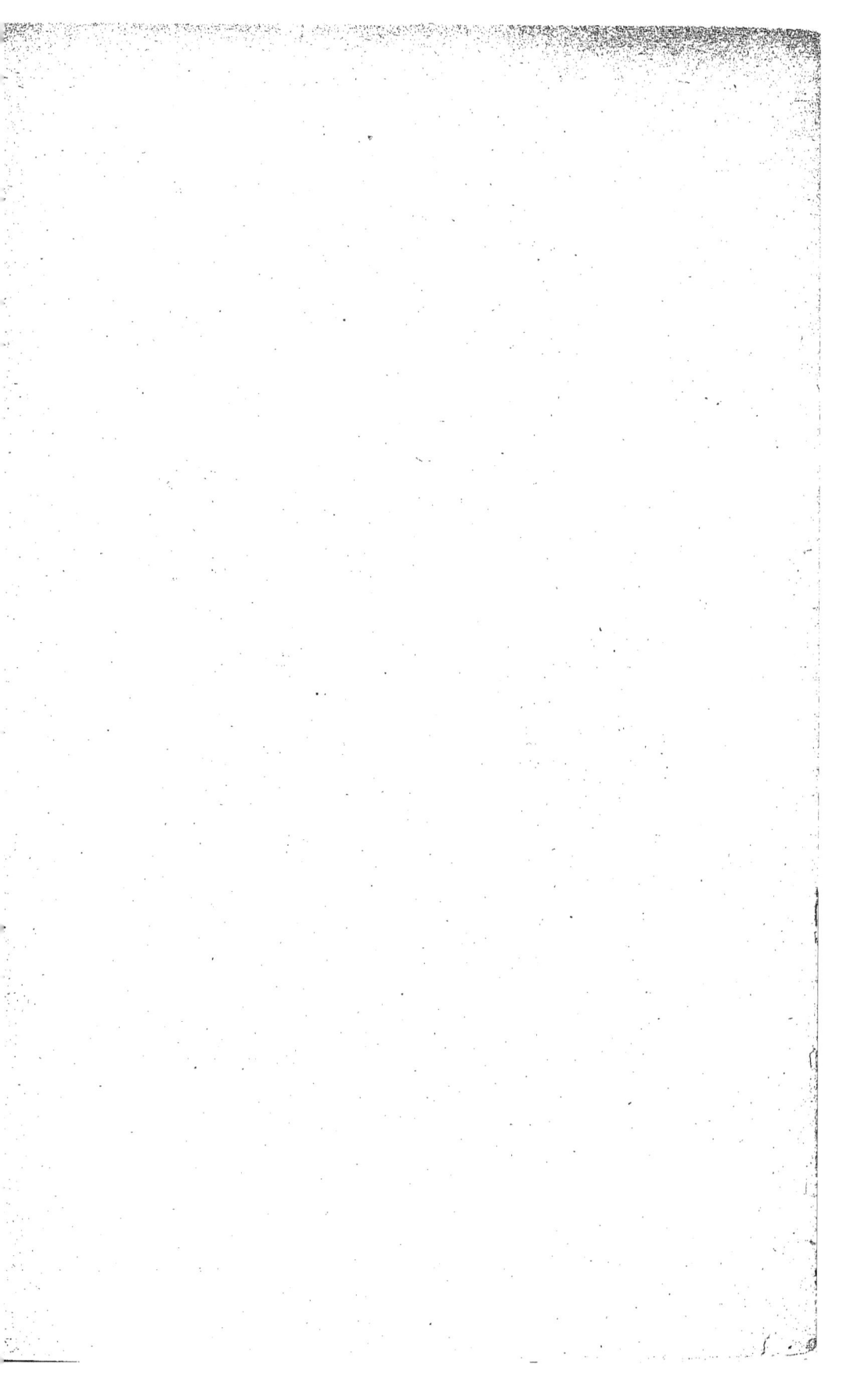

DE LA

SYPHILIS OCULAIRE

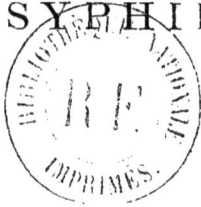

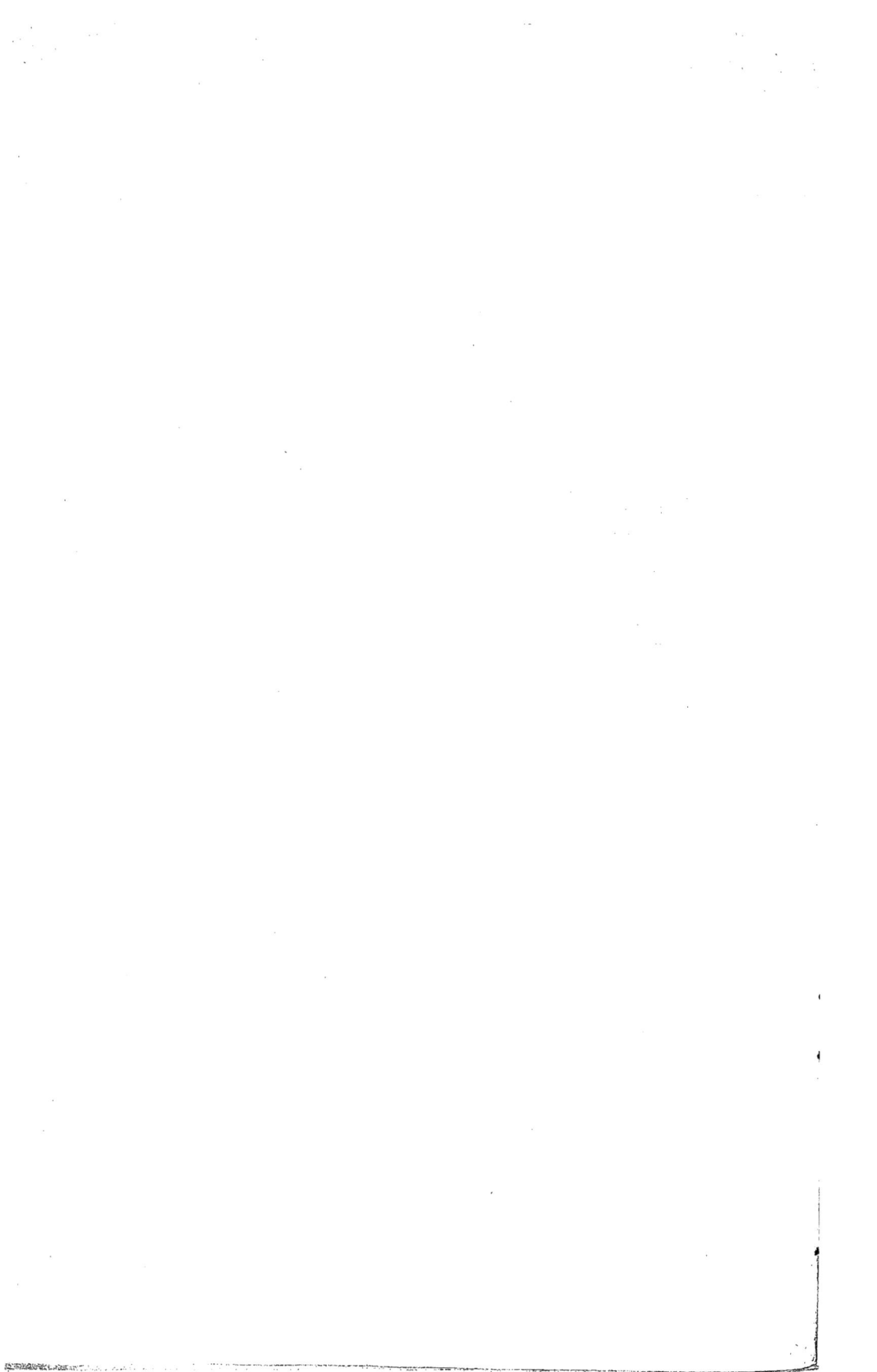

INSTITUT OPHTALMIQUE PRINCESSE ALICE

MONACO

DE LA

SYPHILIS OCULAIRE

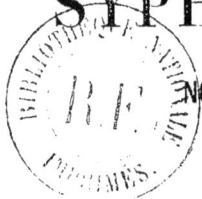

NOTE STATISTIQUE ET CLINIQUE

PAR

le Docteur J. LAVAGNA

Directeur-Médecin de l'Institut

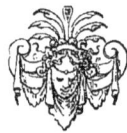

NICE

IMPRIMERIE VICTOR-EUGÈNE GAUTHIER ET Cⁱᵉ

27, Avenue de la Gare, 27

———

1901

INSTITUT OPHTALMIQUE *PRINCESSE ALICE*

MONACO

DE LA

SYPHILIS OCULAIRE

NOTE STATISTIQUE ET CLINIQUE

Par le Docteur J. LAVAGNA

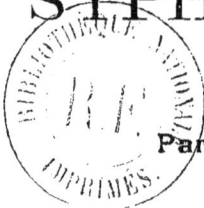

En 1895, j'ai eu déjà l'occasion de m'occuper, grâce à l'amabilité de mon vénéré maitre, le Professeur Reymond, directeur de la Clinique Ophtalmologique de Turin, de quelques trophonévroses oculaires en rapport avec la pathologie générale. J'ai traité alors sur certains cas de kératite neuroparalitique, consécutive à l'influenza.

L'ophtalmologie est de plus en plus poussée vers l'étude de cette pathologie générale qui nous ouvre une porte bien plus importante et plus sûre, à nous qui cherchons toujours à approfondir les relations entre les maladies internes générales et les formes oculaires.

L'étiologie des maladies des yeux est la connaissance qui nous intéresse le plus, parce que c'est à elle que nous devons de pouvoir les mieux traiter et qu'elle nous permet en même temps de venir en aide à la médecine générale.

Et si, d'un côté, nous sommes les premiers, souvent, à reconnaitre comme cause à l'ophtalmoscope une discrasie albuminurique ou une discrasie diabétique, nous avons de même plus encore besoin de l'aide du médecin pour reconnaitre, par exemple, l'état rhumatisant du malade, ou son état tabétique ou quelque autre maladie interne.

Et si, aujourd'hui, un oculiste est attaché à toute importante clinique hospitalière, c'est précisément parce que non seulement il peut reconnaitre, par l'examen ophtalmoscopique, ou prévoir un trouble profond cérébral, nerveux, mais aussi, par l'examen extérieur, un trouble nutritif de la cornée ou de l'iris, ou de la conjonctive.

Les ophtalmologues, comme tous les autres spécialistes et peut-être plus que les autres sont un des anneaux de cette chaîne qu'est la médecine.

Et les symptômes d'une maladie interne rapportés aux symptômes d'une maladie oculaire nous permettent très souvent d'établir d'une façon tout à fait rationnelle le traitement de ces affections.

Un des chapitres des plus intéressants pour nous comme rapport entre la pathologie générale et l'ophtalmologie est sûrement celui de la syphilographie oculaire.

Depuis longtemps l'existence de ce rapport était connue, je pourrais même dire qu'il est un des plus anciens qui aient été révélés aux yeux du médecin.

Nous avons à traiter de deux différentes formes de syphilisme oculaire : celle acquise et celle héréditaire.

La syphilis est-elle une maladie microbienne ?

Bien qu'aujourd'hui les formes bactériques reconnues comme étant la cause de la maladie soient très nombreuses, la confirmation officielle, et reconnue partout n'en est pas arrivée jusqu'à nous. Hallier fut le premier à parler d'un champignon microscopique qu'il crut être l'élément infectieux essentiel du chancre dur et du chancre mou, mais les recherches de Hensen, de Laderse et de Cohn démontrèrent que ce parasite n'appartient pas à la syphilis et qu'il n'était même pas végétal. Le micro-organisme de la syphilis trouvé par Lasdorfer fut reconnu par Wedle comme n'étant que des fragments de protoplasma et des gouttelettes de graisse communes à chacun, sain ou malade. Bessaderjky les définit cristaux de paraglobuline et Kolbner des gouttelettes d'albumine.

Klebs appelait *Heliomonas Syphilidis* des micro-orga-
nismes qui avaient été cultivés par lui en dehors de l'organisme
et qui reproduisaient la syphilis. Mais l'étude sur laquelle
l'attention des savants a été attirée est certainement celle de
Lustgarten. Le bacille se trouverait, selon lui, dans toutes les
formes exudatives et sécrétoires des lésions primaires, secondaires et tertiaires et même dans les tissus.

Ses études furent confirmées par Furth, Mannsberg et
Schütz. Les recherches de Anfrecht, Monson, Bergmann,
Barduzzi, Birsch-Hirschfeld Leitikon, Martinau et Hamonie
ne donnèrent pas des résultats concluants. Et, selon Alvarez,
Tavel, Doutrelepont, Klempser, Disse, etc., on croit que le
bacille signalé par Lustgarten est le bacille inoffensif du
Smegma praeputii. Puis, dernièrement, les études sur le
chancre mou ont été complétées par la découverte de son
bacille, découverte qui est controlée par la preuve expéri-
mentale acquise à la science. Et la théorie dualiste des deux
chancres est restée confirmée par la découverte de Ducrey
contre la théorie de Fernel et ensuite celle de Hunter.

Bien que les recherches ne soient pas aussi probantes pour
la syphilis, tous les syphilographes croient que la bactériologie
seule résoudra le problème.

Et il faut encore nous contenter de cette hypothèse qu'un
microbe ou un amibe est la cause de cette dyscrasie sanguine,
qui est vraiment une maladie contagieuse spécifique, pénétrant
par voie externe, et qui arrive à déterminer une série de
troubles extrêmement variés avec produits pathologiques
caractéristiques qui maintiennent toujours leur cycle spécial
avec tous les accidents primaires, secondaires et tertiaires
avec ce caractère toxique et inflammatoire qui peut seul être
déterminé par un virus animé et qui produit une fermentation
du sang. Comme preuve de cette fermentation nous devons
penser à l'accès fiévreux de Pelizzari et à tous les autres
troubles syphilitiques, tels que les scléroses inflammatoires,
les artérites classiques, etc.

Dans les yeux nous pouvons trouver toutes les formes de la syphilis, de la primitive à la tertiaire, aussi bien acquise qu'héréditaire. La syphilis est une des causes principales des maladies oculaires. Badal constata sur les malades de sa clinique qu'il fallait rattacher à la syphilis le 20 pour cent des cas d'amblyopie, le 13 0/0 des troubles oculaires par atrophie du nerf optique, le 10 0/0 des cas d'iritis, choroïdeïte et de rétinite, le 28 0/0 des paralysies oculaires motrices.

Alexander (d'Aix-la-Chapelle) sur cinquante mille malades compte 1,385 individus devant à la syphilis leur affection de la vue. Et il estime que le 2.16 0/0 est dû à la syphilis acquise.

Conius arrive à une proportion très forte de syphilis acquise ou héréditaire : le 12 0/0.

J'ai fait pour ma part une statistique durant la période du 1er décembre 1895 au 30 octobre 1896 et j'aurais beaucoup désiré de pouvoir compléter ce travail par les années suivantes ; malheureusement le temps m'a manqué pour le faire et je dois me contenter de présenter les chiffres ci-dessous : sur 2,355 malades différents, examinés dans ma clinique pendant la dite période, j'ai diagnostiqué :

Deux cas d'épisclérite syphilitique acquise sur six formes d'épisclérite ;

Onze iritis iridocyclites syphilitiques acquises sur *quarante* iritis et iridocyclites.

Un cas de yalite syphilitique acquise.

Huit cas de choroïdeïte et rétinite syphilitique acquise sur *trente-cinq*.

Cinq cas de névrite syphilitique acquise sur *douze* cas de névrite.

Six cas d'atrophie du nerf optique, consécutive à la syphilis acquise sur *onze*.

Huit cas de paralysie oculo-motrice par syphilis acquise sur *vingt-deux*.

Dans tous ces cas j'ai toujours cherché à confirmer le diagnostic par l'histoire et surtout par le traitement. Comme on le verra, la syphilis est en train de prendre grand pied, surtout par la voie héréditaire.

Dans la recherche du tableau syphilitique héréditaire je ne

me suis pas contenté de l'étude de la déformation dentaire, de Hutchinson, mais surtout je me suis basé sur la dépression du dos du nez, sur les affections de l'oreille, les cicatrices de raghade, etc.

Et, pour ma part, je peux constater que la plus grande partie de cette forme, qui passe pour lymphatique, n'est que forme consécutive à l'affaiblissement déterminé par la syphilis héréditaire et, comme telle, capable d'en faire partie.

Voici le relevé fait par moi :

34 cas de conjonctivite phlicténulaire chez des individus qui présentaient le tableau de la syphilis héréditaire sur 192 formes de conjonctivite phlicténulaire.

Kératite parenchymateuse : 20 cas sur enfants ayant moins de quinze ans avec symptômes de syphilis héréditaire.

Kérato-conjonctivite, staphilomes cornéens et leucomes avec ou sans adhérences : 112 sur 607 cas.

Rétino-choroïdeite syphilitique héréditaire : 3 sur 35 cas de rétino-choroïdeite.

Nous aurions donc un total de 44 formes acquises, un total de 168 formes héréditaires, un total général de 212 cas, sur 2.355 malades.

Jetons rapidement un coup d'œil sur les différentes formes morbides oculaires, en commençant par l'orbite, ne nous arrêtant que sur les formes plus rares.

L'orbite est rarement atteinte d'ostéite ou de périostite avec œdème et déformations palpébrales consécutives, expulsion du bulbe par une gomme ou par exudation dans le tissu orbitaire.

La compression de nerfs ciliaires produit de violentes douleurs. Le plus souvent le tissu rétro-bulbaire et la capsule de Ténon sont intéressés et l'on peut voir survenir le phlegmon oculaire, lequel a aussi les mêmes symptômes.

Le glande lacrymale peut présenter une forme chronique inflammatoire, qui était autrefois inconnue. mais qui doit exister assez fréquemment, car Alexander fait la description de cinq cas de dacryoadénite syphilitique. Les autres voies sont aussi quelquefois atteintes par une forme inflammatoire, rare du reste. La dacryocystite syphilitique est toujours en rapport avec une lésion de la muqueuse, de la même nature, nasale ou de l'os du nez.

Pour ma part, je n'ai pas vérifié jusqu'à la date d'aujour-d'hui de dacryocystite ni dacryoadénite de telle nature.

Le chancre induré des paupières, qui peut être transmis par le baiser, par la main, par la serviette, par les éclaboussures de salive qui peuvent, même en parlant, jaillir de la bouche, comme dans les cas cités par Tepljaschir, est assez rare. Mon confrère publie sept cas de chancres aux paupières infectées d'une façon très singulière. Dans le district de Viatka (Russie) une femme avait la spécialité d'enlever de l'œil les corps étrangers en employant la langue comme curette. Sept individus qui recoururent à elle eurent le chancre induré à la paupière. La femme elle-même prétendait avoir contracté la syphilis de semblable façon.

Fournier dit que, sur 887 chancres indurés il y a un chancre induré de la paupière, et sur 27 chancres ne siégeant pas aux parties génitales cinq étaient dans les paupières.

Zeissel (Autriche), sur 5,000 cas de chancre induré n'en vit qu'un seul aux paupières et Wiethe (Amérique) un sur 10,000.

Le siège de prédilection du chancre induré de la paupière est d'habitude sur la limite entre la peau et la conjonctive.

Les formes secondaires et tertiaires sont aussi possibles et nous trouvons des éruptions des condylômes (Desméral) et pustuleuses (Galezowski), des blépharites (Hutchinson), des gommes et des tarsites.

Les cas de lésions de la conjonctive sont très rares, surtout les lésions primaires, et, plus facilement, la lésion commence par le bord de la paupière.

Desmarres relate un cas d'ulcère syphilitique du cul-de-sac inférieur (1852). Desprès (*Gazette des Hôpitaux*, 1866) et Fournier, chacun un cas primaire dans des conjonctives.

Je présente un cas observé par moi qui est doublement intéressant car, sur le même individu, j'ai observé le chancre primitif de la conjonctive palpébrale supérieure et, ensuite, un condylôme de l'iris.

Cette observation étant très rare dans la littérature médicale, je me permets de vous la signaler.

Le 2 septembre 1897, L... P..., âgé de 26 ans, jardinier, habitant un hameau près de la Principauté de Monaco, se présenta à ma clinique en se plaignant d'avoir la sensation d'un corps étranger sous la paupière supérieure de l'œil droit.

A l'examen, j'ai constaté une plaie de la conjonctive tarsale au centre du cartilage, un peu sur le bord supérieur vers le cul-de-sac conjonctival supérieur. Une légère exsudation jaunâtre couvrait cette ulcération qui, du reste, était très petite, ayant environ deux millimètres de long sur un millimètre de large.

Le malade me dit que, probablement, il devait lui être entré quelque chose dans l'œil pendant son travail et il me pria de lui ôter ce corps étranger ! Je l'avertis qu'aucun corps étranger n'existait là, mais seulement une petite plaie, qui avait été probablement faite par ce corps étranger, lequel devait avoir été expulsé de l'œil tout naturellement. Je prescrivis un collyre de sublimé corrosif au 1/5000 et je dis au malade de venir de nouveau dans quelques jours.

Le malade ne se présenta à la Clinique que le 30 mars 1898, cette fois avec un ensemble vraiment caractéristique. Le front et la figure étaient couverts de taches couleur de cuivre, les glandes préauriculaires surtout, mais aussi les rétro-auriculaires et les sous-auxillaires étaient enflées. La paupière supérieure droite était œdémateuse, l'œil très larmoyant. Ayant renversé la paupière, je constatai une ulcération faisant corps avec le tarse et la paupière, ulcération cunéiforme avec bords épais, durs et à pic. Le bord supérieur de l'ulcération avait déjà envahi le cul de-sac conjonctival supérieur sur environ deux millimètres. La plaie présentait une surface d'un centimètre. Elle était presque ronde : une sécrétion puruloïde avait couvert le fond de la plaie La conjonctive bulbaire est très congestionnée et on entrevoit les vaisseaux scléraux et épiscléraux enflés et tortueux. La cornée est transparente, mais, par contre, la chambre antérieure contient une humeur acqueuse trouble et l'iris a la couleur mate caractéristique de l'inflammation dans la partie supérieure interne et externe ; la pupille est très rétrécie, le quart inférieur de l'iris est jaunâtre et enflé, comme si une petite tumeur avait pris place dans l'épaisseur du tissu iridien. La tumeur était presque de l'épaisseur d'un grain de maïs et était proéminente dans la chambre antérieure, au fond de laquelle il y avait 1 millimètre 1/2 d'exsudation jaunâtre avec aspect d'hypopyon. L'œil gauche présentait une forme habituelle d'iritis syphilitique.

Toutefois la perception de la lumière existait dans l'œil droit et de l'œil gauche le malade comptait les doigts à un mètre.

Vu l'état grave et pitoyable du sujet, il fut accueilli à l'Institut.

Voici mon diagnostic :

Œil droit : Ulcère primaire de la conjonctive tarsale supérieure et condylôme (phénomène secondaire) de l'iris, d'origine syphilitique.

Iritis syphilitique, à gauche.

J'ai commencé immédiatement un traitement mercuriel énergique sous forme d'injections intra-musculaires et applications de sublimé corrosif pour désinfection locale et pommade mercurielle, instillations de scopolamine et atropine.

Deux ou trois jours après, ayant noté une aggravation dans l'hypopyon, j'ai pratiqué une paracentèse de la chambre antérieure dans la partie la plus basse.

L'iritis à l'œil gauche fut vite guérie ; l'œil droit s'améliora graduellement de jour en jour. Le processus de cicatrisation de l'ulcère fut assez long et également la réabsorption de la tumeur condylomateuse de l'iris. Cependant lorsque disparurent l'œdème et l'induration de la paupière, elle fut complète, laissant une petite zone de tissu cicatriciel dans la conjonctive tarsale, et, du côté de l'iris, ne laissant qu'une sinizèsis assez marquée, car l'ouverture pupillaire était, au pupillomètre, d'un millimètre et demi environ sous l'action d'un collyre midriatique. La finizésis de la pupille était occasionnée par les adhérences postérieures totales, sur le cristallin du bord interne de l'iris.

Après 46 jours de traitement à l'Institut, le malade retourna chez lui, pouvant se conduire en n'employant que le dit œil droit (il comptait les doigts à deux mètres) et ayant vue normale à l'œil gauche, où les adhérences sur le cristallin avaient pu être détachées facilement dans les premiers jours de la cure.

Dans l'anamnèse du patient je n'ai pu apprendre de quelle façon le virus syphilitique avait pénétré dans l'organisme. Les doigts, peut-être, ou une éclaboussure de salive avaient été les agents de transport de l'infection dans l'œil.

Ce cas est intéressant, non seulement à cause de l'infection primaire mais aussi en raison du condylôme de l'iris, qui est une forme très peu commune. Le condylôme de l'iris est d'ordinaire formé par une espèce de kyste ou les éléments cellulaires sont de nouvelle formation et d'un grand nombre de noyaux libres qui sont entourés d'une masse blastimatique. En plus de ces cellules incomplètes on trouve des cellules fusiformes disposées en séries linéaires et qui ne sont sans doute que les vestiges de vaisseaux en voie de formation. Les fibres musculaires et les cellules pigmentaires de l'iris sont détruites et remplacées par les éléments susdits.

Le condylôme est très mou et, avec la plus grande facilité, il éclate et se dissout en une espèce de liquide purulent moins épais que l'hypopyon habituel.

Quand je fis la paracentèse de la chambre antérieure je voulus recueillir un peu du liquide sécrété par cette tumeur et l'étudier, non seulement histologiquement mais aussi bactériologiquement. Les corpuscules blancs, qui étaient nombreux, se mêlaient aux éléments trouvés par Colsberg. Mais l'examen bactériologique ne vint pas m'éclairer et aucune forme microbienne connue (ni staphilocoques, ni streptocoques) ne fut rencontrée par moi en cet examen.

★
★ ★

En revenant à notre course rapide à travers toutes les formes syphilitiques oculaires nous pouvons passer outre aux formes cornéennes, qui sont assez nombreuses, surtout dans la syphilis héréditaire. Telles sont les kératites parenchymateuses et punctiformes qui se ressemblent beaucoup et que l'on trouve rarement dans la syphilis acquise.

Les formes tertiaires de la cornée sont si rares, au moins sous l'aspect de gomme, que je ne vois aucune note relativement à celles-ci, ni dans le traité si complet de De Wecker, ni dans la monographie du docteur Berger, ni dans aucune œuvre littéraire médicale que j'aie pu compulser. J'ai eu cependant en traitement un cas où l'anamnèse, le diagnostic et ensuite le traitement me font absolument croire que j'ai eu à faire avec une gomme cornéenne :

Mme A...., femme d'un instituteur, âgée de 45 ans, habitant une ville du département des Alpes-Maritimes, se présenta à ma clinique le 28 mars 1898.

Elle se plaignait d'une tache à l'œil gauche et de vue très trouble au dit œil. J'ai pu constater l'état absolument normal de la conjonctive, des paupières, de l'iris et de la sclérotique. La cornée était atteinte d'une ectasie ou staphylôme assez marqué et d'une espèce de tache qui couvrait le centre de la cornée, la partie inférieure et la partie externe de la cornée. Cette tache était un peu oblongue et ovale, de 7 millimètres dans l'axe de la longueur et de 5 millimètres dans celui de la largeur. L'épithélium cornéen extérieur était intact, bien nourri et brillant; le tissu propre de la cornée apparaît infiltré dans toute son épaisseur d'une substance jaune-rougeâtre, la Déchemet (couche interne, apparaît en bon état. On dirait qu'une poche s'est formée dans l'épaisseur de la cornée, poche qui est remplie d'une substance gélatineuse et qui pousse la Déchemet dans la chambre antérieure, en rendant en bas la cornée un peu bombée, comme dans la staphilôme pellucide. Au microscope de Zehender on note une espèce de poche ou tumeur aux contours assez nets. De petits vaisseaux qui prennent leur origine dans la sclérotique et passent dans l'épaisseur du tissu propre de la cornée, vascularisent cette poche et donnent cette teinte rougeâtre ou jaune gris de la petite tumeur.

A l'anamnèse, j'appris que la malade avait eu la roséole pas très marquée sur le front et la poitrine, chute de cheveux. Le mari me déclara avoir eu la syphilis. J'établis un traitement anti-syphilitique et surtout iodique par voie interne : localement des massages de la cornée avec une pommade mercurielle et applications de vaporisations chaudes.

Après quinze jours la tumeur avait diminué de beaucoup et après deux mois de traitement plus aucune trace n'était restée de la tumeur et la vue était normale.

⁂

Je ne m'attarderai pas à décrire les autres formes syphilitiques oculaires, telles que les névrites optiques, les rétinites. les paralysies oculo-motrices, etc. Elles sont trop fréquentes, comme la statistique présentée au commencement de ce travail vous l'a déjà répété, pour mériter de vous entretenir d'un sujet que vous connaissez tous.

Je termine en exprimant le vœu que l'hygiène publique fasse un plus grand pas dans la voie de la prévention contre la syphilis, car malheureusement nous marchons assez rapidement vers la syphilisation générale.

Et à ce propos, il me semble que les décisions qu'un Conseil d'Hygiène devrait prendre et faire approuver par son Gouvernement sont de deux natures :

1° Répandre l'instruction sur cette maladie avec notions sur les dangers et sur les moyens de prévenir la syphilis aussi comme actuellement on est en train de faire dans cette belle ligue contre la tuberculose ;

2° Combattre la forme avec une large assistance médicale et surtout combattre cette habitude de honte et de secret avec lesquelles on cherche de cacher cette maladie, qui fait qu'elle prend un pied toujours plus vaste dans notre génération.

Je pourrai aussi parler de modifications, de règlements de police sanitaire internationale qui réponde mieux aux vues modernes de la société et de l'hygiène, mais ce n'est pas ici le moment de rentrer dans ce chapitre plein de tant de difficultés qui laisse encore rêveurs et perplexes les syphilographes et les hygiénistes.

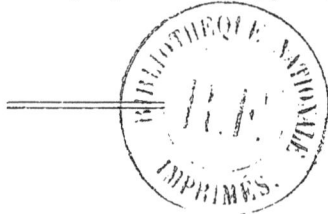

DU MÊME AUTEUR

1. *Quelques considérations sur la gymnastique hygiénique.* Ravenne, 1894.

2. *Panophtalmie consécutive à influenza. Etude clinique et bactériologique.* Royale Académie de Médecine. Turin, 1894.

3. *Sur l'emploi du formol dans la thérapeutique des maladies oculaires et surtout dans les affections du sac lacrymal.* Bulletin d'Oculistique. Florence, 1895.

4. *Notes expérimentales sur l'action d'une nouvelle substance alcaloïde myotique.* Royale Académie de Médecine. Turin, 1895.

5. *Experimentelle Notizen über die physiologische Wirkung eines neuen myostischen alcaloïdes.* Therapeutische Monatshefte von Liebreich. Berlin, 1895.

6. *Sur quelques trophonévroses oculaires en rapport avec la pathologie générale.* Royale Académie de Médecine. Turin, 1895.

7. *Four pour l'incinération des animaux, ayant servi aux expériences des maladies contagieuses.* Adnet. Paris, 1896.

8. *Nouveau périmètre enregistreur.* XIVme Congrès d'Ophtalmologie. Venise, 1896.

9. *Sur le traitement du Nystagmus congénital.* Royale Académie de Médecine. Turin, 1896.

10. *Sur le traitement du Strabisme.* Bulletin d'Oculistique. Florence 1897.

11. *Ueber die Anwendung des Arecolinum hydrobromium.* Congrès Médical de Moscou et Ophthalmologiche Klinik de Stuttgart.

12. *Sur le traitement médical des Epithelioma en Ophtalmologie.* Congrès de Médecine de Moscou, 1898.

13. *Sur une nouvelle méthode opératoire de Strabisme moyennant la ténotomie et l'avancement sousconjonctival du muscle opposé combinés.* Congrès de Médecine de Moscou. XVme Congrès d'Ophtalmologie de Turin, 1898.

14. *Appareil à prismes tournants pour la mensuration de l'Eteroforie.* (En collaboration avec le Dr MAGNANI, de Turin). Congrès d'Ophtalmologie. Turin, 1898.

15. *Contribution à la Kinésithérapie oculaire — Vibrothérapie — Gymnastique des muscles oculomoteurs.* Congrès d'Ophtalmologie d'Utrecht, 1899.

16. *Contribution à la Pathologie et à la Chirurgie oculaire — Un cas de kyste séreux rétro-oculaire de nature hydatique à Echimocoques.* Société Médicale de Monaco, Royale Académie de Médecine. Turin, 1900.

17. *Nouvelle méthode opératoire de blépharo-rhinoplastie.* Société Médicale de Monaco, Royale Académie de Médecine de Turin, 1900.

18. *Au profit du sort des Aveugles.* Congrès international de Paris, 1900. Rapport comme délégué officiel de la Principauté de Monaco et proposition hygiénique.

19. *Contribution à la tératologie et à l'embryologie oculaire. — Note clinique — Société Médicale de Monaco, Royale Académie de Médecine. Turin, 1900.*

20. *Un cas d'Aneurisme rétrooculaire.* Société Médicale de Monaco.